# CONTRIBUTION

A L'ÉTUDE DES

# RELATIONS DES PÉRITONITES

AVEC LES

## CIRRHOSES ATROPHIQUE, HYPERTROPHIQUE, GRAISSEUSE

PAR

## HUSSON (Albert-Louis-Henri)

Docteur en médecine de la Faculté de Paris



HAVRE

IMPRIMERIE DU COMMERCE

8, RUE DE LA BOURSE, 8

1884

# CONTRIBUTION

## A L'ÉTUDE DES

# RELATIONS DES PÉRITONITES

## AVEC LES

## CIRRHOSES ATROPHIQUE, HYPERTROPHIQUE, GRAISSEUSE



PAR

## HUSSON (Albert-Louis-Henri)

Docteur en médecine de la Faculté de Paris

———————+×+———————

HAVRE

IMPRIMERIE DU COMMERCE

3, RUE DE LA BOURSE, 3

—

1884

# CONTRIBUTION

A L'ÉTUDE

# DES RELATIONS DES PÉRITONITES

AVEC LES

## CIRRHOSES ATROPHIQUE, HYPERTROPHIQUE, GRAISSEUSE

---

## INTRODUCTION

Depuis quelques années, l'attention des pathologistes se porte du côté de l'étude des maladies du foie.

C'est principalement sur l'anatomie pathologique des cirrhoses que les recherches ont été dirigées et l'on peut dire que nous sommes déjà loin du temps, où l'ón ne trouvait à décrire que deux formes d'inflammation chronique du foie, l'une d'origine veineuse, la cirrhose atrophique ou commune de Laënnec, l'autre d'origine biliaire, la cirrhose hypertrophique, dont la thèse de M. Hanot en 1875, a fixé définitivement la place dans la nosographie.

Mais cette clarté ne devait pas être de longue durée; sous l'impulsion donnée par les études anatomo-pathologiques les cas de cirrhose ont été mieux étudiés, et l'on n'a pas tardé à reconnaître qu'un grand nombre de cas d'inflammation chronique du foie ne pouvaient rentrer dans les deux formes connues, sans forcer les analogies. Force a donc été d'admettre un certain nombre d'autres formes intermédiaires de cirrhoses qui tenaient à la fois des deux formes précédentes.

M. Dieulafoy publie dans la *Gazette hebdomadaire* de 1881, sous le nom de *Cirrhoses mixtes*, plusieurs cas, où les lésions anatomiques tenaient à la fois de la cirrhose atrophique et hypertrophique.

La dénomination de mixtes, appliquée à ces cas, reproduit bien l'état des connaissances anatomiques pendant cette période; mais ce ne pouvait être qu'un nom d'attente.

Déjà au moins une nouvelle forme de cirrhose a pu être distraite de ce groupe complexe.

M. Hutinel dans la *France médicale* (1881) sous le nom de Cirrhose avec stéatose du foie, et M. Sabourin dans les *Archives de Physiologie* de la même année, sous le nom de cirrhose hypertrophique graisseuse ont fait connaître un certain nombre de faits qui établissent l'existence d'une nouvelle forme de cirrhose, justifiable au point de vue anatomo-pathologique et clinique.

Peut-être même, y a-t-il lieu de placer à côté de cette forme de cirrhose graisseuse avec hypertrophie de la glande une autre variété de cirrhose, dont l'existence semble bien établie par les recherches de M. Sabourin et la thèse plus récente de M. Gibson, interne de M. Lancereaux.

Pour cet auteur, l'hypermégalie n'est pas un caractère suffisant pour différencier ces deux formes de cirrhose, dont les lésions anatomiques sont identiques, aussi propose-t-il de réunir ces deux variétés sous la dénomination de *cirrhose alcoolique graisseuse*.

Nous avons tenu à rappeler ces faits d'anatomie pathologique pour bien fixer les variétés de cirrhoses, sur lesquelles va porter l'étude que nous abordons et dont l'idée nous a été suggérée par l'observation de plusieurs cas de cirrhoses qu'il nous a été donné de suivre dans le service de M. Hérard à l'Hôtel-Dieu.

- Nous tenant sur le terrain clinique, ce travail a pour but de montrer la fréquence des inflammations péritonéales aiguës ou chroniques dans les cirrhoses du foie, et le retentissement qu'a l'inflammation de la séreuse sur la marche de ces diverses variétés de sclérose hépatique.

Avant de commencer cette étude qu'il nous soit permis d'offrir ce faible hommage de reconnaissance à M. le Professeur Ball, pour l'honneur qu'il nous fait de présider notre thèse inaugurale.

## CIRRHOSE ATROPHIQUE

Presque tous les auteurs ont signalé la fréquence des inflammations péritonéales dans cette forme de cirrhose, la plus anciennement connue. Rien n'est plus commun, dit M. Rendu, que de constater aux autopsies des exsudats et des adhérences néomembraneuses de péritonite chronique, parfois même des signes d'inflammation séropurulente généralisée à toute l'étendue de la cavité péritonéale. Les faits dans lesquels on a noté la coexistence de la cirrhose atrophique et de la péritonite sont très-nombreux. Tous les auteurs qui ont eu à s'occuper, soit de la cirrhose, soit de la péritonite chronique, ont signalé l'association fréquente de ces deux maladies ; la thèse de M. Tapret contient un bon nombre d'observations instructives à cet égard. Mais ce n'est pas seulement la péritonite chronique avec fausses membranes que l'on peut rencontrer, il est d'observation vulgaire, en effet, de voir souvent à la période ultime d'une cirrhose commune, se dérouler les accidents d'une péritonite aiguë qui enlève le malade. Il n'est pas jusqu'à la tuberculose péritonéale que l'on a crue pendant longtemps l'antagoniste de la cirrhose alcoolique, qui ne s'observe fréquemment. La thèse de M. Moroux faite sous l'inspiration de M. Babinsky qui avait communiqué plusieurs observations à l'auteur, relate un certain nombre de faits, où la granulie péritonéale est venue compliquer une cirrhose commune.

En lisant attentivement la relation de ces faits, deux choses sont à noter au point de vue clinique et anatomopathologique. D'une part, l'apparition des phénomènes abdominaux coïncidant avec l'apparition de cette poussée de tuberculose péritonéale aggravant singulièrement l'état du malade, et d'autre part l'existence de lésions anatomiques, toujours semblables dans le parenchyme hépatique. Phénomènes douloureux, développement de l'abdomen, perte rapide des forces, mort peu de temps après l'apparition de ces phénomènes, telle a été en résumé la marche de la maladie dans les quatre cas rapportés par l'auteur.

Au microscope on trouve les lésions de la cirrhose atrophique, accroissement de la trame conjonctive et au milieu des fibres un grand nombre de cellules embryonnaires ; dans le lobule, on constate la dégénérescence graisseuse des cellules hépatiques. L'existence de ces deux lésions témoignent surabondamment que la glande a été le siège de phénomènes inflammatoires récents. Ce sont les seuls faits que nous voulions retenir de cette étude des relations de la cirrhose commune avec la péritonite. Notre but est d'insister particulièrement sur les deux formes de cirrhose qu'il nous reste à étudier, dont les relations avec la péritonite sont beaucoup moins connues.

## CIRRHOSE HYPERTROPHIQUE

Il semblerait que dans cette forme de cirrhose, le péritoine doit être moins souvent en cause que dans la forme précédente, où la gène de la circulation porte apparaît dès le début, amenant une stase dans ce système et provoquant l'apparition d'un épanchement ascitique. Mais l'ascite peut exister sans réaction inflammatoire de la séreuse, par stase veineuse, et si on élimine ces cas, peut-être trouverait-on que l'inflammation de la séreuse n'est pas plus commune dans cette forme de cirrhose que dans la cirrhose biliaire. Bon nombre d'auteurs ont fait cette remarque, M. Rendu dans son article du *Dictionnaire encyclopédique* s'exprime ainsi : « Le péritoine, lui non plus n'échappe pas aux altérations irritatives dont le foie est le théâtre. Il est souvent le siège d'une inflammation circonscrite, généralement adhésive et bornée à la région hépatique, mais parfois étendue au reste de l'abdomen. »

L'ascite existe cependant dans quelques cas, il est même fréquent de l'observer à la période terminale de l'affection, mais, dans ce cas là, comme le fait remarquer M. Rendu, elle est presque toujours la conséquence de complications péritonéales.

Chaque poussée d'ascite est accompagnée de mouvement fébrile, de sensibilité abdominale, phénomènes que l'on doit vraisemblablement rapporter à l'irritation péritonéale.

Nous reproduisons ici une observation de M. Chantemesse dans laquelle la succession des phénomènes s'est montrée avec la plus grande netteté :

Observation publiée par M. A. Chantemesse, interne des hôpitaux, dans le *Progrès Médical* (Septembre 1881).

Girot, doreur sur bois, âgé de 57 ans, entre dans le service de M. d'Heilly, à l'hôpital Saint-Antoine, le 18 mars 1881.

Ce malade nous raconte qu'il est devenu jaune il y a cinq ans, et que depuis cette époque sa jaunisse n'a jamais disparu complètement. Sa santé avait été excellente jusqu'à l'âge de 52 ans; il n'avait jamais habité les pays chauds et n'avait jamais souffert de la fièvre intermittente pas plus que de la goutte ou du rhumatisme; il niait également toute atteinte de syphilis ou d'alcoolisme, dont on ne trouvait du reste aucune trace. Il y a cinq ans il devint jaune, sans raison aucune, sans éprouver la moindre douleur ou la moindre atteinte à sa santé, si bien que c'est parce que ses amis lui annonçaient qu'il devenait jaune qu'il s'en est aperçu lui-même. Cet ictère ne s'accompagna ni de démangeaisons, ni de perte d'appétit; les digestions étaient régulières et le malade n'éprouvait aucune douleur à l'épigastre, ni rien qui ressemblât de près ou de loin à la colique hépatique.

Depuis cinq ans, l'ictère a persisté avec de légers degrès d'amélioration ou d'aggravation, sans jamais cesser complètement, et chaque nouvelle poussée s'accompagnait de faiblesse et de perte des forces. Dans ces trois dernières années, les malaises reparaissent assez souvent; il éprouvait une faiblesse considérable dans les membres inférieurs et ressentait de vives douleurs dans les masses musculaires de ces membres, au moindre effort. Depuis cette époque et à diverses reprises, il était resté un mois ou deux dans différents hôpitaux. Il y a un mois, il s'aperçut que les pieds et la partie inférieure des jambes étaient enflés, et depuis une huitaine, ses gencives sont devenues douloureuses, gonflées et saignent chaque fois qu'il mange. A l'examen du malade, nous constatons ce qui suit : l'ictère est assez foncé; on reconnaît la coloration spéciale sur la muqueuse buccale, la conjonctive, etc. Pas de xanthélasma ni aucune tache sur la peau.

Le foie est considérablement hypertrophié; sur la ligne médiane, il descend en bas à 5 centimètres au-dessous de l'appendice xyphoïde, et à droite, il dépasse de quatre travers de doigt les cartilages des fausses côtes. En haut, la percussion permet de reconnaître son bord supérieur à deux centimètres au-dessous du mamelon droit. Son bord inférieur est rectiligne, aigu, et se dirige un peu obliquement dans l'hypochondre gauche; il se termine en pointe au-dessous des cartilages des fausses côtes gauches, jusqu'aux articulations synchondro-costales de ce côté. On parvient avec assez de facilité en déprimant doucement l'abdomen à l'aide du bord cubital de la main dirigée de bas en haut, à saisir ce bord inférieur du foie dont on apprécie parfaitement toutes les qualités de forme, de volume et de direction, on sent aussi qu'il présente une légère encoche au niveau du bord externe du muscle grand droit; c'est à peu près là le siège de la vésicule biliaire.

La rate est très hypertrophiée; elle semble avoir conservé sa forme ordinaire et descend dans le flanc gauche; la palpation fait reconnaître son bord antérieur qui forme avec le bord correspondant du foie un angle très-aigu.

Rien au cœur, aucun souffle, les bruits sont bien frappés. Le pouls est assez fréquent, 90. L'appétit est excellent, les fonctions digestives très-régulières. Pas la moindre trace d'ascite, le malade affirme qu'il n'a jamais eu le ventre gonflé. Les gencives sont blafardes, fongueuses, couvertes de tartre de coloration jaunâtre; la langue est saburrale et l'haleine très fétide; on constate en même temps un gonflement de la région sous-maxillaire droite, il semble qu'il y ait à ce niveau un peu de fluctuation. Œdème très notable des pieds remontant jusqu'à mi-jambe. L'urine, examinée par l'acide nitrique, fait reconnaître la présence de la bile; elle ne contient ni sucre ni albumine.

*25 mars.* — L'œdème des pieds a disparu, mais il est survenu sur les membres inférieurs quelques taches de purpura; ces taches résistent complètement à la pression du doigt, elles sont punctiformes sur les jambes et offrent le volume d'une petite lentille sur la face interne des cuisses. L'état général est toujours excellent, le malade est gai et mange avec appétit; les gencives sont touchées avec du perchlorure de fer.

Le 29. — Le purpura s'efface un peu; les gencives sont en meilleur état.

*8 avril.* — Il n'y a plus de bile dans l'urine, la teinte

de la peau est aussi beaucoup plus claire, le malade va très bien.

Le 12. — Depuis deux jours, il souffre dans tout l'épigastre et surtout dans la région du lobe gauche du foie. Cette douleur se fait sentir jusque dans les deux épaules, le malade la compare à des morsures de chien, à des coups de canif.

Le 27. — Depuis quelques jours l'état général s'est aggravé ; de nouvelles taches de purpura sont sur les membres inférieurs ; le ventre commence à se ballonner et à devenir douloureux à la pression.

3 mai. — L'œdème a reparu aux pieds, en même temps qu'à la partie supérieure des cuisses et au scrotum. Le ventre est tendu ; à la percussion, il donne une sonorité tympanique, il existe probablement un peu d'ascite. Les digestions sont devenues pénibles et douloureuses. Le cœur possède toujours ses battements normaux, sans souffle. Le purpura des membres inférieurs a disparu, mais on voit apparaître de petites varicosités rouges sur la face. Epistaxis cette nuit ; l'urine est rare et noire comme de l'encre ; le microscope ne permet pas d'y reconnaître la présence de globules rouges.

Le 6. — Un peu d'ascite. Œdème des jambes ; œdème séro-sanguinolent des bourses.

Le 7. — Le ventre est très gonflé ; un peu d'œdème de la paroi. Nouvelles taches de purpura sur les membres inférieurs. Crachats de sang noir ; toux opiniâtre depuis quatre ou cinq jours. Quelques râles sous-crépitants, fins, dans la poitrine. Rien au cœur, douleur sourde au niveau du foie.

Le 9. — 500 grammes d'urine noire. Somnolence.

Le 11. — L'état du malade empire chaque jour ; il se plaint d'une grande douleur au niveau de l'hypogastre ; la main, placée sur les côtes inférieures du côté droit,

perçoit de très gros frottements. L'œdème a augmenté
et s'accompagne d'ecchymoses sous-cutanées, la toux re-
vient par quintes opiniâtres. L'auscultation fait entendre
des râles sous-crépitants, fins, dans toute la poitrine.

Les battements du cœur sont normaux.

Le 13. — L'ascite a augmenté ; les veines sous-cutanées de l'abdomen sont distendues ; le cours du sang se
fait de bas en haut.

L'urine a toujours la même couleur.

Le 15. — Coma. Respiration stertoreuse.

Il succombe le soir.

*Autopsie* (faite le 17 mai). — On trouve une grande
quantité de granulations tuberculeuses sur le péritoine.
Le foie est augmenté de volume, verdâtre et l'on constate
au microscope à côté des lésions de la cirrhose biliaire,
un grand nombre de cellules hépatiques en dégénérescence graisseuse, et des tractus conjonctifs beaucoup plus
accusés à la périphérie des lobules, dans lesquels on ren-
contre un grand nombre de cellules embryonnaires.

Il ressort de cet examen, dit l'auteur, que le parenchyme hépatique a été frappé par deux affections de
nature et d'évolution distinctes ; l'une qui amenait la
destruction lente de l'organe par néoformation du tissu
conjonctif et l'infiltration biliaire des cellules, l'autre
qui a produit une désorganisation rapide avec les lésions
anatomiques rencontrées fréquemment dans l'ictère grave.

Lorsque l'on parcourt l'observation, on peut suivre
sur le malade les deux phases correspondant aux deux
variétés de lésions que l'on a trouvé à l'autopsie. Le
sujet de cette observation était atteint de cirrhose hypertrophique depuis cinq ans, lorsqu'au mois d'Avril 1881,

son ventre jusquelà indolent devient douloureux, son volume augmente, il survient un peu d'ascite et le malade succombe un mois après le début de ces accidents.

Sans forcer les faits, on peut légitimement admettre que l'apparition de ces accidents a coïncidé avec l'apparition de la granulie péritonéale trouvée à l'autopsie.

Les faits analogues à celui que nous venons de rapporter ne sont pas rares, nous pourrions citer l'observation XIV de la thèse de M. Tapret sur la péritonite chronique d'emblée, qui est en tous points comparable à la précédente. Nous avons même rencontré dans nos lectures bon nombre d'autres cas qui se rapprochent de ceux que nous citons, il nous suffira de retenir ce fait que la péritonite tuberculeuse survient souvent chez les malades atteints de cirrhose hypertrophique dont elle hâte la terminaison fatale.

Et ce n'est pas seulement la granulie du péritoine ou la péritonite chronique avec fausses membranes que l'on voit survenir, les formes aiguës s'observent aussi fréquemment et il y a un curieux rapprochement à faire entre les lésions hépatiques que l'on observe dans ces deux cas.

L'observation suivante, publiée dans l'*Union Médicale* de 1881 est instructive à cet égard.

### OBSERVATION D'HÉPATITE DIFFUSE SURAIGUE
#### (CIRRHOSE HYPERTROPHQUE AIGUE)

Lue à la Société médicale des hôpitaux, le 9 janvier 1880, par M. le Dʳ Vallin, médecin principal à l'hôpital du Val-de-Grâce.

Le 15 avril 1878, on apporta d'urgence, dans mon service au Val-de-Grâce, un homme présentant une teinte ictérique, dans un état d'adynamie extrême, et avec l'aspect cholériforme.

Voici les renseignements que je recueillis sur ce malade : c'est un soldat de la Garde Républicaine (B... François), âgé de 25 ans, très fortement constitué ; il n'est ni buveur, ni syphilitique, et il a joui, jusqu'à ces jours derniers d'une santé excellente.

Il a éprouvé, il y a deux mois, un grand chagrin, la perte de sa mère, et ne sait à quelle autre cause attribuer sa maladie.

Le 5 avril, il ressentit de l'abattement, de l'anorexie ; il avait une teinte légèrement ictérique, ses selles étaient décolorées ; la veille encore, il avait fait son service ; on lui donna un vomitif, puis le lendemain un purgatif ; le malade, qu'on supposait atteint d'un simple ictère catarrhal, fut gardé à la chambre pendant plusieurs jours.

Du 10 au 14 son état resta stationnaire : il circulait tout le jour dans la caserne, sans fièvre, prenant un peu de nourriture, et se considérant comme simplement indisposé.

Dans la nuit du 14 au 15 à une heure du matin, le malade est réveillé par des douleurs très-vives dans l'hypogastre ; il se sent extrêmement faible et a un frisson avec tremblement qui dure plusieurs heures : il se rend avec grand peine aux latrines, rend des matières décolorées, liquides ; il a des nausées, du vertige, et il est retenu par un camarade au moment où il allait tomber sans connaissance. A sept heures du matin, le médecin de son corps le trouve dans une grande prostration, accusant dans l'hypogastre une douleur atroce, qui augmente par les efforts de défécation. Le malade dit ne pouvoir uriner depuis la veille au soir, et le cathétérisme amène plus d'un litre d'une urine ictérique. Pour calmer la douleur, qui est atroce, on fait deux

injections de morphine, et le malade est envoyé à l'hôpital, où je le vois à quatre heures du soir, dans l'état
suivant.

Une teinte jaune clair franchement ictérique, couvre
tout le corps. Le facies est très-altéré, hippocratique;
l'intelligence est paresseuse, mais nette, et le malade
répond aux questions quand on le presse fortement;
mais il est somnolent, et ses yeux se ferment même pendant qu'il donne tous les renseignements qui le concer-
nent. L'anxiété est extrême, le malade a des hoquets,
des nausées, de la jactitation, et l'aspect général rap-
pelle celui d'un cholérique.

Le pouls est filiforme, presque insensible; le nez et
la langue sont un peu froids, la chaleur des membres
est normale, la température axillaire est à 37° 8.

La langue est blanche, pâle et humide; la soif est
vive; les nausées sont incessantes et les efforts amènent
de temps en temps un peu de bile verte; le malade a
rendu dans la journée une selle diarrhéique verdâtre
de 30 à 40 gr. Le ballonnement du ventre est presque
nul; la palpation abdominale est légèrement douloureuse; la douleur du ventre est assez vive à la région
hypogastrique, à peu près nulle à la pression de l'hypochondre droit. La matité hépatique est peu étendue;
elle ne mesure, sur la ligne mamillaire que 8 centimètres et cesse 2 centimètres au-dessus du rebord costal.
Il n'y a pas d'épanchement appréciable dans la poitrine.
Badigeonnage au collodion sur l'abdomen. Glace à l'intérieur. Vin de Bagnols. Potion morphinée.

Le 16 *avril*. — Insommie et anxiété toute la nuit. Même
état. Anurie complète. Le malade n'a pas uriné depuis
vingt-quatre heures. Le cathétérisme n'amène que 15
grammes environ d'une urine ictérique. Les vomissements de bile, les nausées et le hoquet continuent toute



2

la journée : une selle involontaire, volumineuse, pultacée, colorée en vert foncé. Pouls filiforme. Algidité accompagnée de sueurs profuses. Mort le 16, à 11 h. du soir.

*Autopsie* (au bout de 33 heures). — Intégrité parfaite des organes thoraciques. — *Abdomen*. Péritonite aiguë. Toute la surface du péritoine est recouverte de flocons purulents et filamenteux; la surface des intestins est rouge par place, et çà et là les anses intestinales sont agglutinées; les adhérences sont molles et se déchirent très facilement.

A la face convexe du foie, et particulièrement de chaque côté du ligament supérieur, on trouve des fausses membranes très molles, recouvertes d'un enduit pultacé, crémeux; quelques-unes de ces plaques forment de petites loges infiltrées de pus.

Le foie est de volume normal, fortement coloré en vert : poids 1,900 grammes. Toute sa surface est recouverte de flocons purulents. La vésicule, distendue par une bile verdâtre, a 8 centimètres de longueur; elle ne contient pas de calculs, elle n'est ni ulcérée, ni perforée; une sonde passe parfaitement dans le canal cholédoque. A la coupe, le tissu est lisse, peu friable; à la périphérie, dans une zone de 1 à 2 centim., les espaces périlobulaires sont fortement injectés et très distincts; ailleurs le tissu a une teinte gris-verdâtre presque uniforme et l'aspect lobulaire est peu marqué. En certains points, il s'écoule, à la coupe un peu de bile des canaux biliaires, qui ne contiennent pas de calculs.

La muqueuse de l'estomac et de l'intestin est intacte, sauf quelques infiltrations hémorrhagiques dans l'intestin grêle.

Aucune trace de perforation de l'intestin ni des voies biliaires. Vessie intacte et complètement vide. Reins d'apparence normale. Rate un peu mollé, assez volumineuse, pesant 300 grammes.

A l'examen histologique fait par M. Kelsh on trouva d'épais tractus de tissu conjonctif infiltrés de corpuscules embryonnaires; dans l'intérieur du lobule on trouve également des amas de cellules embryonnaires. Ce sont là les lésions dominantes, l'auteur ajoute en finissant que l'on peut rapprocher cette observation des cas de cirrhose hypertrophique, et que ce cas pourrait être regardé comme forme aiguë.

Dans le cas que nous venons de citer, nous noterons l'absence de dégénérescence graisseuse des cellules hépatiques, si habituel dans les formes chroniques de cette variété de cirrhose. Il est légitime de penser que la brusquerie des accidents péritonitiques qui ont enlevé le malade, n'a pas permis à la lésion de se produire. D'autre part, les lésions ressemblent de tous points à celles que l'on observe à l'examen du foie des malades qui ont succombé à des accidents de péritonite aiguë, venant à la fin d'une cirrhose hypertrophique dont la marche a présenté ces poussées successives qui marquent son évolution.

L'observation suivante, recueillie dans le service de M. Hérard, à l'Hôtel-Dieu, est un exemple de cirrhose terminée par une péritonite aiguë.

La malade qui fait le sujet de cette observation est une robuste fille de 27 ans; on ne relève dans ses antécédents que des accès de fièvre intermittente. Elle est entrée à l'hôpital au mois de janvier 1882, pour un ballonnement du ventre, accompagné de troubles digestifs.

On constate de l'ascite et une diminution de volume du foie, on songe à une cirrhose atrophique dont la cause était obscure.

Pendant l'année elle a subi un grand nombre de ponctions de l'abdomen. L'état général est resté satisfaisant, la malade avait un embonpoint plus qu'ordinaire.

Au mois de février 1883, elle est prise, sans cause appréciable d'un violent frisson, la température monte à 39° 2.

Le soir de ce même jour, 18 février, nouveau frisson, inappétence absolue, langue blanche, soif vive. Le lendemain elle se plaint de douleurs de ventre beaucoup plus accusées au niveau de l'hypochondre droit, accompagnées de vomissements bilieux, porracés ; le pouls est petit, fréquent, serré.

20 *février.* — On remarque sur la paroi abdominale une large plaque d'aspect érysipélateux, le ventre est ballonné ; la température reste au-dessus de 39°. Les vomissements sont fréquents, porracés. Les douleurs de l'abdomen ont un caractère lancinant. Les traits de la malade sont altérés, le nez s'effile.

Dans la journée du 21, les phénomènes s'amendent un peu, mais le lendemain, les vomissements recommencent, le ballonnement du ventre est excessif, la peau se refroidit, et la malade meurt à minuit dans le collapsus.

L'autopsie révéla l'existence d'une péritonite aiguë, rougeur diffuse de l'intestin, du péritoine, fausses membranes. La capsule de Glisson est très-épaissie, il semble que le parenchyme hépatique soit enfermé dans une coque de plusieurs millimètres d'épaisseur d'aspect blanc nacré.

L'examen fait au laboratoire de M. le professeur Cornil révéla l'existence d'une cirrhose limitée aux grand espaces portes et aux veines sus-hépatiques de second ordre.

Le parenchyme est altéré dans toute son étendue, mais ses lésions ne sont pas très profondes. D'une façon générale le tissu se colore mal par le picro-carmin, les cellules hépatiques sont petites, réfringentes et leur noyau se distingue difficilement. Encore les portions du parenchyme qui présentent ces caractères, occupent une moins grande étendue que les portions dans lesquelles l'altération cellulaire est plus profonde. Dans ces dernières, les cellules hépatiques sont encore reconnaissables, mais elles sont plus petites qu'à l'état normal, moins granuleuses, leur noyau plus difficile à voir. Elles présentent de plus de petites granulations graisseuses développées dans leur protoplasma.

Les faits analogues à ceux que nous venons de citer sont communs. Nous relevons dans les *Bulletins de la Société Médicale des Hôpitaux* (1875) une observation de M. Martineau. La malade qui en fait le sujet a succombé en deux mois à une cirrhose qui s'est terminée par une péritonite.

L'examen anatomique fait par M. le professeur Cornil révéla l'existence de cellules embryonnaires dans le tissu conjonctif, et un état de dégénérescence graisseuse des cellules hépatiques qui étaient infiltrées de pigment biliaire. Dans ce cas la syphilis aurait joué un grand rôle dans l'étiologie de cette cirrhose.

## CIRRHOSE ALCOOLIQUE GRAISSEUSE.

Nous adoptons cette dénomination proposée par M. Gibson et nous comprenons sous ce titre tous les foies gras scléreux avec ou sans hypertrophie de la glande. Le volume de la glande n'est pas un caractère suffisant pour faire deux classes de ces foies cirrhotiques qui présentent d'autre part des lésions microscopiques de même nature.

En poursuivant l'étude des relations de la péritonite avec les cirrhoses, que nous nous sommes proposée, nous allons voir que souvent l'inflammation de la séreuse accompagne cette nouvelle forme de cirrhose alcoolique, et peut-être trouverons-nous de curieux rapprochements à faire entre les lésions développées dans ce cas, et celles que nous avons précédemment décrites dans les deux formes précédentes.

On peut déjà affirmer, étant donné le nombre relativement restreint des cas de cirrhose alcoolique graisseuse, que dans cette forme la péritonite est d'observation fréquente.

Nous reproduisons ici deux observations publiées dans le mémoire de M. Sabourin.

Dans la première de ces observations on voit survenir chez un malade manifestement alcoolique les signes d'une péritonite aiguë, qui enlève le malade en trois jours.

OBSERVATION N° VI PRISE DANS LE MÉMOIRE DE M. CH. SABOURIN SUR LA CIRRHOSE HYPERTROPHIQUE GRAISSEUSE.

(Observation I de la thèse de Stiepovich, Paris 1879)

*Résumé de l'Observation.*

B..., âgé de 45 ans, coffretier. Antécédents d'alcoolisme. Depuis longtemps il a des cauchemars, des pituites, des douleurs dans les membres inférieurs.

Il serait malade depuis trois jours seulement.

Début par des douleurs dans l'hypochondre droit, de la perte de l'appétit, constipation, il entre à l'hôpital.

Etat actuel 11 *mars* 1879. — Foie très douloureux, débordant les fausses côtes de deux travers de doigt. Ventre gonflé sans dilatation des veines sous-cutanées. Liquide dans l'abdomen. Pas d'œdème.

Teinte ictérique à la face, et surtout aux conjonctives. Rien aux poumons : la rate paraît grosse. Rien au cœur. Sueurs abondantes, urines rares, foncées, pigment biliaire.

M. Lancereaux diagnostique une cirrhose avec hypertrophie du foie chez un alcoolique.

Le 13. — Douleurs de ventre très vives ; langue sèche, fuligineuse, abattement ; température 38°.

Le 14. — L'ictère se prononce ; ballonnement du ventre. Râles dans les deux poumons ; température 36°4.

Le 15. — Coma. Mort. 36°4

*Autopsie.* — A l'ouverture de l'abdomen, liquide citrin en assez grande abondance. Péritonite généralisée. Fausses membranes reliant tous les viscères. Mésentère chargé de graisse. La vésicule paraît remplie de calculs (?). A la face inférieure du foie, des fausses membranes circonscrivent une cavité contenant du pus, et quelques concrétions noirâtres.

Le foie pèse 2.530 grammes, sa surface est granuleuse, son lobe gauche plus volumineux, lui donne la forme cubique. La couleur est jaune d'ocre, il graisse fortement le scalpel. Sa consistance est assez ferme, il se déchire difficilement. Dans la partie inférieure du cholédoque il y a de la bile et quelques fragments d'hydatides. Il y en a aussi dans l'intestin.

## Examen microscopique du foie.

(Par M. le D<sup>r</sup> Rémy, directeur du laboratoire de la Charité.)

L'examen microscopique montre qu'il ne s'agit pas là d'une cirrhose hypertrophique ordinaire, caractérisée par la multiplication du tissu conjonctif et des canalicules biliaires. Dans le cas que nous avons sous les yeux, le tissu conjonctif a déterminé deux ordres de lésions : 1° la lésion qui est dominante c'est la multiplication du tissu conjonctif, autour de chaque cellule du foie. Ces cellules sont disséquées, en quelque sorte isolées les unes des autres par le tissu de nouvelle formation ; 2° à côté de cette sclérose autour de chaque cellule, il en existe une autre qui se voit de distance en distance. Cette disposition est pareille à celle que l'on observe dans la cirrhose commune avec atrophie du foie : ce sont des ceintures de tissu conjonctif disposées autour des groupes cellulaires, véritable cirrhose périlobulaire. Mais la première forme est de beaucoup celle qu'on voit le plus souvent dans nos préparations. Il est assez difficile de décider le point de départ de cette cirrhose : si elle a commencé par le centre ou par la périphérie du lobule.

On constate qu'en certains points, qui doivent être ceux où existait la capsule de Glisson, le tissu de nouvelle formation est complètement privé de cellules hépatiques. Ces points ne renferment que des gros vaisseaux avec quelques canalicules biliaires ; mais il est important de remarquer que les voies biliaires ne sont pas multipliées et ne semblent nullement le siège d'une prolifération de cellules épithéliales que l'on puisse attribuer au catarrhe. Ces vaisseaux ne semblent pas être plus nombreux que ceux qu'on observe dans la cirrhose avec atrophie du foie.

Quant à la structure du tissu conjonctif, elle est dans la plupart des points, constituée par une agglomération de petites cellules rondes formant de véritables foyers inflammatoires nouveaux.

Dans d'autres points, le tissu conjonctif est formé par des fibres qui sont l'indice probable de la durée plus ou moins ancienne de son évolution.

Les cellules hépatiques, qui sont entourées par ce tissu de nouvelle formation, présentent comme altération principale une diminution de volume, et il y a un certain nombre d'entre elles qui sont le siège d'une dégénérescence graisseuse. D'une manière générale, elles sont plutôt atrophiées. En beaucoup de points, mais surtout là où il existe des groupes cellulaires non dissociés, on trouve des foyers hémorrhagiques dans lesquels les globules sanguins sont très-nombreux et nettement reconnaissables, indice évident d'une congestion hépatique.

Ces hémorrhagies sont presque aussi fréquentes que les foyers inflammatoires.

OBSERVATION PRISE DANS LE MÉMOIRE DE M. CH. SABOURIN SUR LA CIRRHOSE HYPERTROPHIQUE GRAISSEUSE.

OBSERVATION I. — Tuberculose péritonéale. — Cirrhose hypertrophique graisseuse.

La nommée Gaut... (Victorine), âgée de 28 ans, marchande de quatre saisons, entre le 4 janvier 1879 à l'hôpital Lariboisière, salle Sainte-Claire n° 7, service de M. le Professeur Jaccoud.

Cette femme n'a jamais été malade jusqu'à il y a environ un an. Elle ne craint pas d'avouer qu'elle faisait des excès de boissons d'une façon régulière, comme cela n'est pas rare chez les gens de sa profession.

Il y a un an (?) la maladie aurait débuté par des troubles digestifs, perte de l'appétit et dégoût pour la viande. Déjà elle était sujette à des pituites glaireuses le matin. Plus rarement elle vomissait après les repas. A partir de cette époque elle eut souvent des périodes de diarrhée. Jamais elle n'eut d'hématémèses, ni d'hémorrhagies intestinales.

Il y a cinq ou six mois, gonflement du ventre d'une façon graduelle : depuis trois mois elle souffre au creux de l'estomac.

Il y a un mois elle fut obligée de garder le lit à cause de la faiblesse de ses jambes, et des douleurs vives qu'elle ressentait dans les extrémités inférieures. Les règles s'étaient supprimées au mois d'août 1878, la malade s'était crue enceinte. Elle ne cesse d'insister sur les douleurs qu'elle a eues dans les jambes il y a quelque temps ; elle les caractérise de telle façon que vu la faiblesse concomitante, on croit pouvoir les rattacher à l'alcoolisme.

*Etat actuel.* — Embonpoint assez notable, malgré que la malade prétende avoir beaucoup maigri depuis 6 mois. La teinte générale de la peau est pâle, mais ni terreuse, ni jaunâtre. Il existe comme une bouffissure générale.

L'examen du cœur, de la poitrine, de l'utérus ne révèle rien d'anormal. Il existe un léger œdème des membres inférieurs. Les urines d'apparence à peu près normale, contiennent un peu d'albumine. Le ventre est volumineux, il y a de l'ascite.

L'épigastre est soulevé comme par une tumeur volumineuse. Au palper qui est très douloureux, on constate que le foie est énorme. Il dépasse amplement les fausses côtes, et descend jusqu'à l'ombilic sur la ligne médiane. Du côté droit la matité remonte très haut dans le thorax, et les côtes inférieures sont comme rejetées en dehors, avec écartement des espaces intercostaux. La saillie épigastrique fait manifestement corps avec le foie. C'est une large tuméfaction douloureuse, de consistance dure, élastique, non fluctuante (?).

Les veines de la paroi abdominale sont très apparentes surtout du côté droit, et au niveau de la tumeur épigastrique.

La dyspnée est considérable.

En présence de cette dilatation des espaces intercostaux du côté droit, et de la saillie hépatique sous forme de tumeur de l'épigastre, on pense à l'existence possible d'une énorme poche hydatique, et l'on pratique une ponction, qui ne donne aucun résultat.

L'état de la malade s'aggrave de jour en jour ; l'œdème augmente; la fièvre apparaît; cette femme ne se plaint que du ventre qui est de plus en plus douloureux, elle refuse tout aliment ; diarrhée continue ; mort le 15 janvier.

*Autopsie.* — Rien dans les centres nerveux. Quelques vieilles granulations tuberculeuses aux sommets. Le cœur est gros; les reins paraissent normaux. Rien à l'utérus.

Le foie est énorme : périhépatite d'apparence assez récente surtout en avant. La ponction avait été pratiquée en arrière et à droite. Tout le péritoine est tapissé de granulations tuberculeuses très fines ; les plus grosses ne dépassent pas le volume d'un grain de millet. Les épiploons et le mésentère un peu épaissis, çà et là chargés de graisse, sont infiltrés des mêmes productions. A la surface du foie existe un tubercule aggloméré de la grosseur d'une lentille, qui pénètre un peu dans le parenchyme.

Le liquide ascitique est un peu louche. Il n'existe de fausses membranes péritonitiques qu'au niveau du foie.

La rate a son volume presque normal.

Le foie pèse 3,600 grammes. La capsule est assez transparente. La coloration est jaune d'ocre, rappelant celle des foies gras des tuberculeux; mais la consistance de l'organe est ferme et la surface est légèrement grenue.

A la coupe, même aspect; tissu ferme, finement strié de tractus conjonctifs, limitant des granulations graisseuses.

Anémie remarquable de l'organe.

On le sectionne dans tous les sens, sans trouver autre chose que deux petites masses d'apparence tuberculeuse, de la grosseur d'un noyau de cerise. Rien d'anormal en apparence aux gros vaisseaux du foie, et aux canaux excréteurs. La vésicule contient de la bile un peu pâle.

*Examen microscopique.* — *a.* Notons seulement que l'examen microscopique démontre la nature tuberculeuse des granulations péritonéales, et des petites tumeurs de la capsule du foie et de la rate. Sur toutes les coupes pratiquées sur le foie on n'a noté guère que trois tubercules microscopiques, sur le même point; on n'en a rencontré que rarement sur les autres régions de l'organe soumises à l'examen histologique.

*b.* Lorsqu'on examine par transparence une coupe mince du foie, on voit que toute la surface est transformée en tissu adipeux, sillonné par des tractus colorés en rose par le picro-carmin.

A un faible grossissement, on reconnaît qu'il s'agit d'une cirrhose avec dégénérescence presque complète des cellules du foie en vésicules graisseuses. Sur certaines coupes il serait difficile de trouver une cellule hépatique encore reconnaissable; sur d'autres on voit encore au voisinage des tractus conjonctifs quelques groupes cellulaires. Les espaces portes sont très élargis; au centre existe du tissu fibreux ancien, et à la périphérie du tissu embryonnaire.

Le parenchyme est presque totalement graisseux, les quelques cellules qui ne sont pas dégénérées sont comprimées, déformées, réduites à leur noyau.

Nous supprimons de cet examen microscopique tout ce qui concerne les lésions des canaux biliaires, ne voulant retenir que ce qui a trait au sujet que nous nous sommes proposé.

Il nous serait facile d'augmenter le nombre des cas semblables aux précédents. L'observation VI de la thèse de M. Gibson, le mémoire de M. Hutinel même, nous en fournirait des exemples. Partout la même évolution clinique, partout les mêmes lésions histologiques.

Tous les auteurs sont unanimes pour signaler que cette cirrhose reste latente pendant de longs mois, et que tout d'un coup l'on voit survenir des accidents qui attirent l'attention du côté de l'abdomen, tels que sensibilité du ventre, vomissements, qui font penser à une complication péritonéale et à l'autopsie on trouve soit les lésions de la péritonite aiguë, soit de la granulie péritonéale ou toute autre forme de pénitonite chronique.

Donc, de l'ensemble des faits que nous avons rapportés dans ce travail, il ressort manifestement que les complications inflammatoires du côté de la séreuse péritonéale sont très fréquentes dans les cirrhoses atrophique, hypertrophique et alcoolique graisseuse.

Les relations pathologiques du foie et du péritoine s'expliquent aisément par les connexions que présnte le système circulatoire de ces deux organes.

Mais en dehors de cette cause, peut-être y-a-t-il lieu d'admettre que sous l'influence d'une cause plus générale, comme l'alcoolisme dans les cas qui nous occupent la séreuse peut-être directement intéressée.

Dans une Revue critique parue dans les *Archives de Médecine* du mois de janvier dernier, M. Delpeuch a essayé de constituer un groupe de péritonites chroniques.

Pour cet auteur à qui nous empruntons ses conclusions : il existe une péritonite chronique simple qui survient chez les albuminuriques, les alcooliques, les cardiaques, peut-être aussi chez les paludéens et les saturnins.

Cette péritonite est spontanée, primitive quand elle coïncide avec l'inflammation de l'un des viscères abdominaux (cirrhoses atrophique et hypertrophique, gastrite chronique), elle n'en est pas la conséquence ; elle peut se montrer seule. Mais cette inflammation péritonéale, caractérisée anatomiquement par l'existence de néo-membranes très vasculaires et la tendance aux hémorrhagies n'est pas la seule que l'on observe. On voit, en effet, nous en avons rapporté bon nombre d'exemples, soit la peritonite aiguë, soit la tuberculose du péritoine.

Nous ne chercherons pas à interpréter ces faits et à savoir laquelle des deux affections, inflammation de la séreuse ou cirrhose a précédé l'autre, ou si elles se développent parallèlement. Dans un grand nombre des faits que nous rapportons, il semble cependant que la cirrhose a précédé de beaucoup la manifestation du côté de la séreuse, et dans les trois formes de sclérose hépatique que nous avons étudiées, il semble que l'on peut préciser le moment où la séreuse a été en jeu.

A une période de l'évolution de ces cirrhoses, dont la marche a été jusque-là silencieuse, il survient des phénomènes douloureux, des vomissements qui doivent faire légitimement penser à l'apparition d'une inflammation du péritoine. Quoi qu'il en soit de la nature et de la forme de cette péritonite, nous voulons retenir le fait de la grande fréquence de cette complication dans les cirrhoses.

Mais avant de tirer les conclusions qu'il nous paraît légitime de formuler après cette étude, nous désirerions attirer plus spécialement l'attention, sur la granulie péritonéale venant compliquer les cirrhoses.

Déjà Moroux avait fait ressortir la fréquence de cette complication dans la cirrhose atrophique. Nous venons de voir qu'elle accompagne fréquemment la cirrhose hypertrophique, enfin qu'un grand nombre de cirrhoses alcooliques graisseuses s'accompagnent également de cette manifestation de la diathèse.

La raison de cette détermination sur la séreuse, peut trouver son explication dans cette loi qui régit toutes les manifestations de la diathèse tuberculeuse, en vertu de laquelle l'inflammation d'un organe constitue une lésion d'appel, un *locus minoris resistantiæ*, sur lequel la granulation tuberculeuse viendra germer. La pathologie médicale et chirurgicale offrent de trop nombreux exemples de ces faits pour qu'il soit utile d'insister.

Mais il reste acquis, que quelle que soit la forme de péritonite que l'on observe, et quelle que soit la cirrhose qu'elle vient compliquer, l'inflammation de la séreuse amènera ou tout au moins coïncidera avec les mêmes lésions de la glande hépatique, infiltration du tissu scléreux, par des cellules embryonnaires, témoignant d'une inflammation récente du parenchyme et dégénérescence graisseuse des cellules hépatiques.

Il y a plus qu'une coïncidence, il y a une relation

de cause à effet entre ces deux ordres de lésions. Les relations vasculaires qui unissent le foie au péritoine soit par les vaisseaux d'origine de la veine-porte, soit par la périphérie de la glande expliquent suffisamment les relations pathologiques de ces deux organes.

## CONCLUSIONS

I. — En résumé et pour conclure, nous dirons que les péritonites s'observent fréquemment dans le cours des cirrhoses atrophique, hypertrophique et graisseuse avec ou sans hypertrophie de la glande.

II. — Que l'évolution des ces cirrhoses se fait silencieusement jusqu'au jour où la séreuse est en cause.

III. — Que chaque poussée inflammatoire du côté du péritoine, facilement appréciable en clinique, s'accompagne d'une poussée inflammatoire du côté du parenchyme hépatique, dont la péritonite à la rigueur pourrait n'être que l'expression.

IV. — Que chaque poussée aggrave le pronostic en précipitant la marche de la sclérose et la dégénérescence graisseuse des cellules.

V. — Au point de vue thérapeutique, l'indication à tirer de cette notion, est qu'il faut combattre l'inflammation péritonéale. Les révulsifs tels que vésicatoires volants répétés semblent particulièrement recommandables dans ce cas.

Havre. — Imprimerie du Commerce, 3, rue de la Bourse.

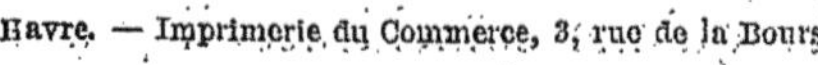
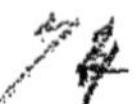

9 782019 273224